Le 10 migliori ricette vegetariane
per pigroni (come me)

by

P.L. Pellegrino

http://bit.ly/miglioralatuavita

NOTE DELL'AUTORE: DISCLAIMER & COPYRIGHT

contravvengano alla legge. Inoltre, anche se l'informazione fosse da un punto di vista generale corretta, potrebbe non riferirsi ai sintomi manifestati da parte di chi legge. Ancora, persone diverse che presentino gli stessi sintomi molto spesso necessitano cure differenti, per via della complessità di alcuni casi clinici.

Le informazioni fornite sono di natura generale e a scopo puramente divulgativo, pertanto non possono sostituire in alcun caso il consiglio di un medico (ovvero un soggetto abilitato legalmente alla professione), o, nei casi specifici, di altri operatori sanitari (odontoiatri, infermieri, psicologi, farmacisti, veterinari, fisioterapisti, etc.).

Le nozioni e le eventuali informazioni riguardanti procedure mediche, posologie e/o descrizioni di farmaci o prodotti presenti nelle voci hanno fine unicamente illustrativo e non permettono di acquisire la manualità e l'esperienza indispensabili per il loro uso o la loro pratica. La Legge italiana obbliga colui che osservi persone in condizione di rischio di vita a prestare soccorso nei limiti delle proprie capacità; si tenga però presente che manovre errate o inappropriate possono causare lesioni gravi permanenti o il decesso, e che di questi esiti infausti risponde chi sia eventualmente intervenuto.

L'autore non può esser ritenuto responsabile dei risultati o le conseguenze di un qualsiasi utilizzo o tentativo di utilizzo di una qualsiasi delle informazioni pubblicate: nulla può essere interpretato come un tentativo di offrire un'opinione medica o in altro modo coinvolta nella pratica della medicina.

Perché conviene mangiare a casa?

Ormai è noto a tutti: se si mangia troppo spesso fuori casa si mettono a rischio linea e salute.

I piatti preparati nei ristoranti sono quasi sempre più calorici, carichi di grassi di dubbia qualità (a voler essere buoni) e a volte abbondanti (con conseguenze ovvie), altre volte troppo scarsi (costringendoci a mangiare pane e grissini).

Ma soprattutto non sappiamo dove vengono comprati gli ingredientri con cui li preparano...

Un trucco per raggiungere il peso forma?

Cercare il più possibile di fare colazione, pranzare e cenare a casa.

Non lo penso solo io, ma esistono studi che dimostrano che nei bar e nei ristoranti, mediamente, c'è un consumo eccessivo di grassi e carboidrati, a scapito di vitamine, proteine e minerali.

Le ricerche?

Come ha riscontrato una ricerca condotta su otto mila persone dalla City University of New York, rispetto a chi mangia spesso a casa propria (o di amici), chi durante la settimana mangia sei o più volte in una trattoria o ristornate o – peggio – in un bar, ha più spesso problemi di peso.

Si stima nell'arco di alcuni anni è facile accumulare anche quattro o cinque chili solamente a causa di questa cattiva abitudine.

Oltre ai problemi di peso, le conseguenze di un'alimentazione extra-casalinga sono "colesterolo buono" basso e una concentrazione inferiore nel sangue di nutrienti come vitamina C, vitamina E e minerali (soprattutto calcio e magnesio).

Molte malattie scaturiscono proprio da un sovrappeso o una carenza di nutrienti.

Che fare?

Continuiamo con la lettura e lo scopriremo assieme.

Osserva Ashima Kant, coordinatrice dello studio suddetto: «I piatti dei menu dei ristoranti sono spesso più calorici, ricchi di grassi e sale di quelli cucinati a casa propria; le porzioni possono essere più grandi, e fuori casa si tende a non abbondare in frutta, verdura e cereali integrali. Le conseguenze si fanno sentire soprattutto nelle donne e in chi ha superato i cinquant'anni».

Visto che da ormai decenni in Italia la percentuale di chi mangia regolarmente fuori casa, nonostante la crisi persistente, è aumentata... ci sarebbe da preoccuparsi. Anzi non "ci sarebbe", "c'è" davvero da preoccuparsi.

Ecco perché ho deciso di scrivere questo libro!

Sempre la dott.ssa Kant prosegue: «Naturalmente non bisogna demonizzare ristoranti, bar, mense, trattorie e osterie. I nostri dati sottolineano però che **se si deve mangiare spesso fuori casa è essenziale fare particolare attenzione alle proprie scelte,** leggendo con cura i menù e cercando di variare i piatti: sì ad esempio alle mezze porzioni, evitando salse caloriche e cotture poco salutari come le fritture, e preferendo la frutta come dessert. L'obiettivo è un'alimentazione bilanciata, che fornisca tutti i nutrienti necessari».

Parole, parole, parole... il problema è: "metteremo in pratica quanto letto qui sopra?"
Proseguiamo a leggere e vediamo!

In media, chi esce spesso consuma circa 200 calorie in più e una ventina di grammi di zuccheri in più di chi ama cucinare a casa e ha dimestichezza con le ricette.

Un'indagine pubblicata sul Public Health Nutrition infatti afferma che analizzando le abitudini di oltre 9.000 persone, Julia Wolfson, della Johns Hopkins Bloomberg School of Public Health, ha verificato che cenare a casa con piatti preparati da sé o da un familiare significa mangiare meglio e più sano.

Dice J. Wolfson: «Cucinare a casa almeno sei sere a settimana significa introdurre meno carboidrati, zuccheri e grassi rispetto a chi non ha l'abitudine di stare ai fornelli o lo fa poche volte. Non solo, chi ama cucinare utilizza meno i piatti pronti o surgelati e, quando esce a cena, preferisce i buoni ristoranti al cibo di scarsa qualità».

Certo, sono statistiche, ma io amo le statistiche e credo vadano analizzate e studiate attentamente.

Stare in cucina davanti ai fornelli e preparare qualcosa di sano è quindi un modo semplice e divertente per un'alimentazione buona e salutare.

Infatti oltre a quanto detto, c'è da dire che cucinare stimola a utilizzare ingredienti freschi.

Insomma a quanto pare, ci sono tantissimi "pro" e pochissimi "contro".

Impariamo a risparmiare e mangiare sano, cucinando a casa!

Intro

Ecco per te 10 ricette sane e gustose di cui non potrai fare più a meno. Il piacere del cibo è un bene prezioso e irrinunciabile. Tuttavia esistono dei piatti molto leggeri e sani che **ti permettono di mantenere la linea senza rinunciare al piacere del gusto.**

Elaborare un piatto sano ti permetterà di condurre una dieta con pochi grassi mantenendo però tutti i principi nutritivi del tuo organismo. Inoltre potrai proporre questi stessi piatti anche ai tuoi bambini, evitando cibi ricchi di grassi e riscoprendo il piacere dei cibi semplici e genuini.

Ora ti presenterò delle ricette scelte per **migliorare la tua salute e regolarizzare il tuo peso forma.**

Si tratta di poche ricette semplici, veloci, sane e con un tocco di classe!

Perché così poche?

Perché questo ebook si propone di darti delle indicazioni per la tua dieta, **facili da riprodurre e memorizzare.**

Dedicati a mettere in pratica le indicazioni di questo ebook, non lasciare che rimangano sulla "carta" del tuo kindle! ;-)

Cucinare è facile, divertente, economico e salutare: fallo per te stessa o te stesso, e per i tuoi familiari o amici.

Le varie ricette sono state selezionate per soddisfare ogni palato e integrare con i più svariati ingredienti la tua dieta.

Non ho incluso insalate e macedonie, in quanto credo che sia meglio lasciare alla tua creatività l'argomento... cerca di mangiare il più possibile frutta e verdura con pochi condimenti.

Io personalmente mi sono abituato a mangiare la verdura cruda con un filo di olio extravergine d'oliva biologico: costa molto, ma mi dura dei mesi.

Inoltre ho praticamente eliminato lo zucchero: a volte uso del miele, ma mi accade molto raramente.

Evita di bere alcolici (concediti un bicchiere di vino rosso ai pasti), caffè e bevande zuccherate: ricorda di bere tanta acqua e, al limite, una tisana.

Insomma, cose che già sai, ma probabilmente fatichi a mettere in atto (come tutti noi!) ^__^

E adesso basta ciance: iniziamo a prepararci un po' di squisitezze...

Centrifuga mattutina di kiwi, arance e limone (senza zucchero)

<u>Ingredienti</u>

3 kiwi
3 arance medio/piccole
1/2 limone

<u>Procedimento</u>

Sbuccia, taglia e centrifuga in un paio di minuti!

Cosa contengono kiwi e arance?

I kiwi (come vedremo in seguito) e le arance sono ricchi di vitamina C, potassio e vitamina K.

A cosa serve?

Questa ricetta viene consigliata per ridurre il colesterolo, per incrementare l'assorbimento del ferro e per depurare l'organismo.

Centrifuga dimagrante alla barbabietola, cavolo e carote

Ingredienti:

Barbabietola – 1

Cavolo rosso – 2 foglie

Carote – 3

Limone – 1/2

Arancia – 1

Ananas – 1/4

Spinaci – 2 mazzetti

Procedimento?

Taglia, spezzetta e metti in centrifuga! :-)

Ti consiglio di prepararla da 1 a 3 volte al giorno. Se il gusto non dovesse convincerti, prova a variare gli ingredienti fino a trovare il giusto mix!

Perché proprio la barbabietola?

Che barba... ;-)

Proprietà benefiche

La barbabietola rossa si distingue per la **ricca presenza di sali minerali e di vitamine.**

La sua composizione è costituita prevalentemente da acqua.

Una barbabietola rossa contiene sali minerali quali sodio, calcio, potassio, ferro e fosforo, vitamina A, vitamina C e vitamine del gruppo B.

Sia il tubero che le sue foglie sono ricchi di antiossidanti.

Tra le vitamine del gruppo B spicca l'**acido folico**, conosciuto anche come vitamina B9, dai molteplici aspetti curativi.

Per via del suo contenuto di sali minerali, la barbabietola è indicata come alimento utile per la reintegrazione degli stessi nell'organismo.

L'aggiunta di *succo di limone* nel succo viene indicata al fine di favorire l'assorbimento del ferro contenuto in tali alimenti.

Gli effetti della barbabietola nel contrastare i tumori, con particolare riferimento al tumore al colon, sono oggetto di studio.

Inoltre è comunemente usata come prevenzione del cancro e dei **disturbi cardiovascolari.**

Per via del suo notevole contenuto vitaminico, la barbabietola contribuisce a migliorare la **circolazione.**

Le barbabietole sono **dietetiche**: 100 grammi dell'alimento contengono soltanto circa 20 calorie.

Consumare barbabietole rosse significa poter **contrastare le malattie del fegato ed attenuare le infiammazioni dell'apparato digerente.**

Frullato invernale al kiwi

Ingredienti

9 kiwi
1 banana grande o 2 piccole
spremuta di arancia
1 cucchiaino di zucchero di canna

Procedimento

Preparare la spremuta di arancia oppure utilizzare succo d'arancia senza zucchero e inserirla nel frullatore con i kiwi, la banana e lo zucchero di canna. Frullare e gustare.

Perché insisto con il kiwi?

È stato classificato come il più nutriente fra i ventisette frutti di largo consumo, contiene molta Vitamina C e aiuta a combattere i radicali liberi, ma non solo…

Il Kiwi è una pianta originaria della Cina usata inizialmente a scopo ornamentale.

Solo dopo, il frutto è stato introdotto in Italia, nella nostra alimentazione mediterranea.

Grazie alla sua particolare composizione, è stato anche apprezzato per le sue numerose **proprietà curative**.

Molti mangiano un sacco di kiwi ogni settimana, ma pochi sanno quanto sia utile e salutare mangiarli!

In uno studio americano è stato infatti classificato come il più nutriente fra i ventisette frutti di largo consumo.

Come è possibile?

Per l'alto contenuto in vitamina C (additittura 85mg/100gr!).

Il kiwi infatti è un alimento che apporta **numerosi benefici all'organismo**:

#aiuta a combattere i radicali liberi;

#protegge le gengive e i denti;

#aiuta la trasformazione del colesterolo in sali biliari riducendo così la percentuale di trigliceridi.

E tra l'altro non fa ingrassare...

L'apporto calorico è molto basso: 100 gr di kiwi forniscono circa 44 Kcal in quanto è costituito da circa 84% di acqua!

E come apporto di fibre?

Il kiwi possiede un buon contenuto di **fibre solubili e insolubili le quali sono fondamentali per combattere stipsi ed emorroidi.**

C'è altro?

Questo frutto è un'ottima fonte di **acido folico,** importante per la prevenzione, durante la gravidanza, della spina bifida e per i soggetti anemici.

Il kiwi è un alimento **adatto ai soggetti che soffrono di pressione alta** proprio per il suo alto contenuto in potassio (per la varietà Gold in media 400mg) e basso contenuto in sodio (meno di 5mg).

L'elevato contenuto di potassio rende il kiwi adeguato all'**alimentazione degli sportivi per la prevenzione dei crampi** muscolari.

Inoltre, grazie alla presenza dell'arginina, **aiuta la circolazione**.

Facilita la digestione delle proteine ed è quindi consigliato a chi soffre di **gastrite e cattiva digestione**.

Direi che avrai capito perché mi sono soffermato proprio sul kiwi! :-)

Zuppa di cipolle (vegetariana)

Ingredienti per la zuppa

Cipolle dorate 500 g, Zucchero 1 cucchiaino, Burro 50 g, Olio 4
cucchiai, Pepe nero q.b., Brodo 1 litro, circa Farina Integrale 20 g,
Sale q.b.

Ingredienti per la gratinatura

Pane baguette integrale 12 fette, Groviera o Emmenthal
grattugiato 100 gr

Procedimento

Spogliate (o mondate) le cipolle e tagliatele ad anelli sottilissimi.
Ponetele in un tegame con 50 g di burro e 3-4 cucchiai d'olio.
Lasciate cuocere a fuoco basso per 10 minuti, poi aggiungete un
cucchiaino di zucchero e procedete con la cottura a fuoco
moderato finchè le cipolle comincino a sudare, senza però
prendere colore: fate molta attenzione a non farle scurire in
nessun punto!

Quando cominceranno a divenire leggermente bionde, spolveratele con la farina, che – volendo – potete far cadere da un setaccio o colino.

Mescolate con cura per qualche minuto.

NOTA: Per rendere la zuppa più ricca e originale, potreste voler sfumare con mezzo bicchiere di vino bianco o un bicchierino di brandy.

A questo punto aggiungete un brodo che avrete preparato a parte con "spezie" a piacere, e lasciate sobbollire per almeno 30 minuti a fuoco moderato, aggiungendo del brodo quando serve.

Quando la zuppa sarà cotta, aggiustate di sale e pepe e versate il tutto in alcuni contenitori da forno.

Affettate il pane (possibilmente integrale e tipo baguette) e abbrustolitelo.

Adagiate le fette di pane sulla superficie della zuppa e ricoprite con abbondante groviera o emmenthal grattugiati (o formaggi simili).

Ponete i contenitori nel forno preriscaldato a 250°C per il tempo necessario affinché si formi una crosticina dorata sulla superficie della zuppa (questione di pochi minuti).

Servitela caldissima.

Valore nutritivo e proprietà terapeutiche della cipolla!

La cipolla ha un consistente valore nutritivo, grazie alla presenza di sali minerali e vitamine, soprattutto la vitamina C.

Ma pochi sanno che contiene anche molti fermenti che aiutano la digestione e stimolano il metabolismo.

Inoltre contiene zolfo, ferro, potassio, magnesio, fluoro, calcio, manganese e fosforo, diverse vitamine (A, complesso B, C, E).

Se non bastasse nella cipolla troviamo i **flavonoidi** con azione diuretica e la glucochinina, un ormone vegetale, che possiede una forte azione antidiabetica.

Un discorso a parte merita l'utilizzo della cipolla per tutti coloro che soffrono di "**cattiva digestione**": in questo caso si consiglia di consumare la cipolla cotta che è sicuramente più tollerabile anche se ha minori proprietà nutritive rispetto a quella cruda che può essere assunta facilmente da coloro i quali non hanno particolari problemi di bruciori allo stomaco.

Infine la cipolla funge da ipoglicemizzanti, abbassando il livello di glucosio nel sangue e permettendo di ridurre le dosi di insulina a chi ne ha bisogno, ad esempio i diabetici.

Di questa pianta si conoscono anche le virtù benefiche in omeopatia: infatti è **indicata in caso di raffreddore in quanto combatte la presenza del muco nasale.**

Miglio alle verdure

Ingredienti (per 2 persone)

150 gr di miglio decorticato

2 carote piccole

1 zucchina

1/2 cipolla bianca

pepe nero, curcuma, zenzero in polvere, maggiorana

olio

sale marino integrale q.b.

Preparazione

Per prima cosa, versa il miglio in un colino e sciacqualo sotto
l'acqua corrente.

Fallo sgocciolare bene.

Riscalda leggermente un paio di cucchiai di olio con un pizzico di
pepe nero e zenzero in polvere in una pentola in acciaio dal fondo
spesso.

Versa il miglio e lascialo tostare per 2 minuti rigirando con costanza.

Aggiungi acqua per 2 volte e mezzo il volume del miglio (in questo caso 400-500 gr di acqua), aggiungi all'acqua un pizzico di curcuma e sale marino integrale, quindi copri con un coperchio e lascia cuocere a fiamma media.

Nel frattempo prepara le verdure, in modo che cuocano meno e rimangano più croccanti e ricche di nutrienti.
Affetta finemente la cipolla, taglia a rondelle o a cubetti le carote e le zucchine.

Versale nella pentola contenente il miglio, ricopri con il coperchio e lascia cuocere fino a completo assorbimento dell'acqua.

Servi ben caldo con una spolverata di pepe nero, un giro d'olio a crudo e, se ce l'hai, un po' di maggiorana.

Cos'è il miglio?

Ultimamente il miglio è stato riscoperto grazie alle sue proprietà, al suo gusto delicato ed all'assenza di glutine che lo rende un **alimento consigliato per i celiaci.**

Il miglio (Panicum Miliaceum) è un cereale molto antico appartenente alla famiglia delle Graminacee e originario dell'Asia.
Raggiunge l'altezza di 1,5 metri e produce semi piccoli, rotondi e lisci dal colore giallino.

Composizione Chimica: 8 % da acqua, 11 % da proteine, 3,50 % da ceneri, 73,3 % da carboidrati, 4,2% da grassi.

I minerali presenti sono: potassio, fosforo, magnesio, manganese, calcio, rame, sodio, ferro, zinco e selenio.

Queste invece le vitamine presenti: B1, B2, B3, B5 e B6, vitamina E in piccola percentuale la vitamina K.

Questi gli aminoacidi del miglio: acido aspartico e acido glutammico, alanina, arginina, cistina, fenilalanina, istidina, isoleucina, leucina, lisina, prolina, metionina, serina, tirosina, triptofano, glicina, valina e treonina.

Benefici del Miglio

Il miglio è un alimento con **proprietà diuretiche ed energizzanti, che porta benefici in caso di spossatezza.**

Il miglio ha la capacità di assorbire acqua, rendendo il colon idratato e prevenendo la costipazione e la stipsi.

Il miglio apporta benefici anche in caso di gonfiore e crampi addominali e riduce l'insorgenza di ulcere gastriche.

Regolarizzando la digestione, il miglio con le sue proprietà **aiuta il corpo ad eliminare velocemente i rifiuti apportando benefici ai reni e al fegato.**

Grazie al contenuto di acido salicilico il miglio produce benefici alla **pelle** e la sua assunzione è consigliata alle donne in gravidanza per prevenire l'aborto ed è anche utile per rinforzare i capelli, le unghie e lo smalto dei denti.

Il miglio è un **cereale alcalino che viene digerito con molta**

facilità, indicato in caso di acidità di stomaco, nella prima infanzia e negli stati di convalescenza

Tra i cereali è senz'altro uno dei più ricchi di sali minerali.

La vitamina B3 contenuta nel miglio apporta benefici nell'abbassare il livello di **colesterolo** cattivo.

Il miglio apporta benefici nella prevenzione delle malattie cardiovascolari. Il miglio infatti è una ricca fonte di potasso e di magnesio, minerali che hanno la **proprietà di abbassare la pressione sanguigna,** agendo come vasodilatatori, portando grandi benefici nella prevenzione di infarti, ictus ed aterosclerosi.

Il miglio contiene serotonina, una sostanza con proprietà efficaci contro lo stress, il cattivo umore e la depressione.

Pieno di fibre ed scarso di zuccheri semplici, il miglio ha un indice glicemico relativamente basso ed è stata dimostrata la sua proprietà di produrre bassi livelli di zuccheri nel sangue: per questo **il miglio apporta benefici a chi ha problemi di glicemia, più del riso.**

Grazie alla buona quantità di magnesio presente al suo interno, il miglio sarebbe in grado addirittura di prevenire il diabete di tipo 2.

Secondo diverse ricerche, il miglio, grazie alle fibre in esso contenute, avrebbe la proprietà di ridurre l'insorgenza del cancro al seno ed al colon.

L'**alta percentuale di proteine**, rende il miglio un alimento perfetto per bilanciare la dieta dei vegetariani e dei vegani.

Ricordiamo ancora che il miglio è un cereale **privo di glutine** e quindi particolarmente adatto alle persone interessate dal morbo celiaco.

Le Calorie del Miglio
Ogni 100 grammi di miglio, la resa calorica è 360 Kcal.

C'è dell'altro...

Il miglio, che ha un gusto molto amato da adulti e bambini, si trova in commercio in diverse forme: decorticato in semi, farina ed in fiocchi.

Le **proteine** presenti nel miglio sono più complete ed allo stesso tempo più **assimilabili** di quelle presenti in altri cereali come il riso o il frumento.

Il miglio (pochi lo sanno!) si presta meglio alla cottura in quanto richiede meno tempo rispetto ad altri cereali e soprattutto non necessita di ammollo.

Orecchiette integrali vegane

Ingredienti (per 2 persone):

130 g di orecchiette integrali

6 melanzane rosse

8 pomodori secchi

6 olive denocciolate

1 spicchio di aglio

peperoncino a piacere!

1 cucchiaio di olio extravergine d'oliva bio

basilico (meglio fresco)

Procedimento

Tagliate le melanzane rosse a tocchetti grossi.

Mettete in ammollo in acqua calda per 10 minuti i pomodori secchi in modo da farli diventare morbidi e tagliate le olive a metà.

Fate soffriggere lo spicchio d'aglio incamiciato con il

peperoncino e versate prima le melanzane che dovranno appassire da sole per 10 minuti

Di seguito aggiungete i pomodori tagliati a strisce sottili e per ultime le olive e il sale.

Lasciate cuocere a fuoco lento per 15 minuti circa, finché le melanzane non risulteranno morbide.

Una volta che avrete scolato la pasta, saltatela in padella con il condimento e aggiungete a vostro piacimento il basilico fresco.

Brasato di seitan (3/4 persone)

Ingredienti

500 g di seitan
1/2 litro di vino rosso (meglio se biologico)
1 rametto di rosmarino
1 bacca di ginepro
sale, pepe
olio extravergine d'oliva bio

Procedimento

Rosolare in una padella l'olio, il rosmarino e il seitan tagliato in pezzi piuttosto grossi.

Aggiungere il vino rosso e la bacca di ginepro.

Cuocere fino a che il vino non è evaporato.

Togliere il seitan dal fuoco e tagliarlo a fettine (io le preferisco molto fine, ma non c'è una regola).

Metterlo nei piatti e cospargerlo con il sughetto di vino ritirato.

Può essere servito con le patate arrosto.

Perché il seitan?

Il seitan è un alimento "di successo", ma pochi sanno realmente cosa sia.

Cos'è il seitan?

Il seitan è un alimento che **si ricava dal glutine del grano tenero, o dal farro, oppure dal khorasan (il grano turanicum).**

È l'ideale per le diete vegetariane e vegane, e in generale per ridurre l'apporto di cibi di origine animale, che – come ormai è noto – aumentano il colesterolo cattivo e contengono molti grassi.

Seitan: origini

Il seitan è tipico della cucina giapponese. Questo nuovo cibo si diffuse con il nome di kofu, ossia "glutine di grano". Solo dopo fu nominato con la parola "seitan" che, letteralmente, vuol dire "È proteina" ("Sei" e "Tan").

Il seitan si ottiene estraendo il glutine dalla farina di frumento

con l'acqua.

Poi si impasta e lo si fa bollire nell'acqua con la salsa di soia, l'alga kombu e altri aromi, come cipolla, sedano, carota, aglio, zenzero, rosmarino, salvia e pepe.

Con questi lavaggi in pratica **si elimina l'amido e si estrae il glutine** in quantità variabili a seconda del tipo di farina utilizzata.

Posso farmelo a casa?

Una ricetta che si può fare anche in casa, dotandosi dei giusti ingredienti e con la giusta preparazione. Prima si prepara l'impasto, che poi si "lava" e, infine, si cuoce nel brodo.

Se preferisci la carne al seitan...

L'Organizzazione Mondiale della Sanità (Oms) ha dichiarato che pancetta, salsicce e carni lavorate e carni rosse possono provocare il cancro.

Un gruppo di 22 esperti internazionali ha esaminato decenni di

ricerche sul legame tra carne rossa, salumi e cancro e ha riassunto
i dati in un documento dello Iarc, l'International Agency for
Research on Cancer, ramo dell'Oms che si occupa di cancro
pubblicato da The Lancet.

Riporto uno stralcio della relazione:
"Il consumo di carne lavorata è stato inserito nel gruppo 1 (lo
stesso nel quale compaiono sostanze che causano il cancro a
pericolosità più alta come il fumo, il benzene, l'arsenico e l'alcol)
in base a una evidenza sufficiente per il tumore colorettale."

E mi fermo qui.

Frittatine rosse al montasio (vegetariane)

<u>Ingredienti</u>

Pepe e sale
q.b.

latte
4 cucchiai

parmigiano reggiano
50 grammi

burro
20 grammi

montasio
50 grammi

radicchio rosso
3 cespi

uova

6

Procedimento

Per realizzare le frittatine pulisci il **radicchio** eliminando la parte
esterna della radice, taglialo a tronchetti e riduci la radice stessa a
fettine sottili (scegli tu l'esatto spessore!).

Lavalo, asciugalo e stufalo dolcemente in una padella con 7-8 g di
burro e un pizzico di sale per circa 5-6 minuti.

Rompi le **uova** in una ciotola, unisci del sale, il parmigiano, il
latte, un po' di pepe (io ne metto un bel po'...) e sbattile con una
forchetta per pochi istanti.

Suddividi il burro rimasto in alcuni "padellini" del diametro di
circa 10 cm e con il bordo alto, fallo sciogliere su fiamma bassa e
suddividici il composto di uova.
Se non hai i suddetti padellini, usa la creatività!

Unisci il radicchio, mescola per un istante e cuoci le frittate su
fiamma bassa, coperte, per circa 5-6 minuti.

Leva il coperchio, trasferiscile sotto il grill del forno e prosegui la cottura per altri 5-6 minuti.

Nel frattempo, taglia il formaggio a lamelle sottilissime.

Leva i padellini dal forno, lascia riposare le frittate 5 minuti, disponi al centro il formaggio.

Servi subito le frittatine.

Budini di topinambur

<u>Ingredienti</u> (per 6 persone)

300 grammi di topinambur;

una piccola cipolla;

10 grammi circa di porcini secchi;

uno spicchio d'aglio;

un bicchiere di latte;

un uovo intero e un tuorlo;

due cucchiai d'olio;

sale e pepe.

Guarnitura:

due carote;

un cucchiaio di porcini secchi ridotti in polvere;

un cucchiaio d'olio di oliva;

sale e pepe.

<u>Procedimento</u>

<u>Preparazione dei porcini</u>

Mettete in ammollo i funghi porcini secchi in un contenitore pieno di acqua tiepida.

I nastri di carote

Mentre aspettate, lavate le carote ed eliminate la buccia più esterna.

Utilizzando il pelapatate ricavatene delle fette sottilissime conditele con un cucchiaio d'olio, un pizzico di sale, pepe e disponetele in un unico strato in una teglia ricoperta con carta da forno.

Mettete in forno a bassa temperatura, intorno ai 110°C- 130 °C per un'ora fino a che diventeranno croccanti.

Preparazione dei topinambur

Nel frattempo sbucciate i topinambur e tagliateli a fette sottili, tritate anche la cipolla e i funghi ben scolati e tritati.

Mettete in un tegame un filo d'olio e aggiungete l'aglio intero, la cipolle e le fette di topinambur.

Bagnate con un bicchiere d'acqua e lasciate cuocere coperto per circa venti minuti, quindi scoprite e lasciate ancora qualche minuto fino a che il fondo di cottura sarà asciutto.

Regolate di sale e pepe e frullate il tutto lasciate intiepidire quindi aggiungete le uova e il latte leggermente denso.

Prendete degli stampini e imburratene il fondo e i bordi.

Suddividete al loro interno la crema di topinambur e fate cuocere in forno a bagno maria a bassa temperatura
In alternativa potete cuocere i budini a vapore fino a che il composto si sarà rassodato.

Lasciate riposare i budini per qualche minuto, quindi sformateli direttamente sui piatti.

NB: Non scordatevi di servire i budini di topinambur con i nastri croccanti di carote e guarnire il tutto con porcini secchi ridotti in polvere.

Ok, molto buono, ma... cos'è?

Il topinambur è una con molte proprietà benefiche e guaritive.

Conosciuto col nome **tartufo di canna, carciofo di Gerusalemme** e, probabilmente per il fatto che per decenni è stato un valido sostituto della patata, e anche noto con il nome di **patata americana.**

Il topinambur è un alimento **particolarmente indicato per chi vuole perdere peso** ed allo stesso tempo **svolgere un' opera di pulizia nei confronti dell'intestino.**

L'unione dell'inulina contenuta nel topinambur con l'acqua ha la proprietà di conferire un buon senso di sazietà che si protrae per un buon lasso di tempo.

Quindi non ti resta che bere tre bicchieri d'acqua prima di metterti a tavola e una volta mangiato il topinambur, ti sentirai già sazio!

Il topinambur abbassa inoltre il livello di assorbimento da parte dell'intestino degli zuccheri e del colesterolo: quindi è **indicato in soggetti diabetici e in persone con il colesterolo alto.**

(Si consiglia, così come tutte le verdure e la frutta, di <u>consumarlo crudo</u>, in quanto in tal modo l'alimento conserva intatte tutte le sue proprietà.)

La vitamina A aiuta la vista.

La vitamina B dà energia e toglie lo stress.

L'arginina aiuta il fegato e la cicatrizzazione in generale.

Dolce povero

<u>Ingredienti</u>

1 tazza e mezza di acqua tiepida

1 cucchiaio scarso di cannella

1 tazza di zucchero integrale biologico di canna

1 tazza e mezza di farina integrale biologica di grano tenero

5 cucchiai di marmellata a scelta (anche di pomodori verdi, se preferite!)

1 limone (succo) con un cucchiaino di bicarbonato di sodio (mischiati e uniti all'impasto alla fine)

<u>Procedimento</u>

Amalgamo tutti gli ingredienti mescolo bene, alla fine unisco il lievito casalingo di limone e bicarbonato, metto nella tortiera e inforno a 140° - 160° per il tempo necessario alla cottura (ogni forno fa a sè; inoltre dipende anche dallo stampo della torta).

Approfondimenti sulla nostra dieta quotidiana...

Perché mangiare biologico?

Alcune ottime ragioni per mangiare biologico ispirate dalla dottoressa in medicina naturale e nutrizione olistica, Michelle Schoffro:

il cibo biologico è più ricco in nutrienti rispetto ad altri tipi di cibo: vitamina C, antiossidanti e minerali, calcio, ferro, cromo e magnesio.

#non contengono neurotossine contenute nei pesticidi: le tossine che sono dannose per il cervello e le cellule nervose.

#il cibo biologico sostiene la terra: la produzione di cibo biologico infatti esiste da migliaia di anni ed è una scelta sostenibile per il futuro.

#alimenti biologici coltivati in aziende biologiche di piccole dimensioni aiutano a garantire il sostentamento delle famiglie di agricoltori indipendenti.

#ha un sapore migliore rispetto all'equivalente cresciuto con pesticidi.

#non è esposto al processo di maturazione artificiale con il gas, come lo sono invece alcuni tipi di frutta e verdura non biologica (come le banane).

#sostiene l'habitat della fauna selvatica.

#mangiare biologico può ridurre il rischio di cancro (per ovvi motivi).

#sostiene una maggior biodiversità: il cibo geneticamente modificato e non biologico si focalizza sulla monocoltura ad alto rendimento e sta distruggendo la biodiversità.

Perché mangiare integrale?

Per molto tempo gli alimenti a base di cereali integrali sono stati considerati "cibo dei poveri", in contrapposizione ai prodotti realizzati con farine raffinate.

Non è così: **mangiare integrale vuol dire fare scorta di sostanze nutritive indispensabili per l'organismo.**

Le farine integrali

Quando si pensa alla parola "integrale" legata al cibo, viene subito da collegarla alla farina integrale.

Come si ottengono le farine cosiddette "integrali"?

Sono ottenute preservando ogni parte del chicco.

Andando nel dettaglio: l'endosperma amidaceo, il pericarpo (costituito da diversi strati, tra cui quello aleuronico e la crusca) e il germe o embrione.

I cereali non raffinati sono una vera e propria **miniera di sostanze preziose.**

La **fibra** alimentare (solubile e insolubile) è certamente la loro componente più conosciuta e più importante per la salute.

Sono moltissimi gli elementi presenti: carboidrati, proteine, vitamine, sali minerali e composti antiossidanti che favoriscono il metabolismo.

Inoltre è assodato che tali antiossidanti proteggono il cuore da eventi cardiovascolari come l'**infarto cardiaco**, riducono il rischio di **diabete** e di diventare **sovrappeso**, difendono l'organismo dalle **infiammazioni** e da alcuni tipi di **tumore** e contrastano lo **stress**.

Le farine integrali rispetto a quelle farrinate contengono quindi: amidi, proteine, β-glucani, lipidi, minerali, fibre, vitamine del gruppo B, antiossidanti... insomma non c'è differenza!

La differenza con le farine raffinate

Con il processo di macinazione tradizionale, che elimina completamente crusca e germe e conserva solo l'endosperma, va perduto quasi il 22% del chicco, ma **una quantità proporzionalmente molto superiore di nutrienti.**

Studi epidemiologici dimostrano una indubbia **correlazione tra consumo di alimenti a base di cereali integrali e benefici per la salute.**

Benefici principali:

#1 protezione da neoplasie, patologie infiammatorie, stipsi cronica dell'intestino;

#2 riduzione del rischio cardiovascolare e dell'arteriosclerosi

#3 opposizione a sovrappeso e obesità

#4 riduzione dei rischi di contrarre il diabete

#5 azione antinfiammatoria su vari livelli

Perché mangiare vegetariano?

Ormai è noto a tutti: le diete più sane sono cariche di piante vegetali (verdure, frutta e fagioli) e meno sui prodotti animali (carne, pesce, pollame e latticini), specialmente quelli ad un alto livello di grassi.

E su questo c'è poco da discutere.
Andiamo comunque ad approfondire l'argomento...

Una dieta ricca in frutta e verdure gioca un ruolo nel ridurre il rischio di maggiori cause delle malattie.

Qui sono 10 ragioni principali perché tutti dovrebbero diventare vegetariani?

Minor rischio di contrarre malattie legate al cuore
Minor rischio di contrarre cancro e tumori
Alimentazione più sicura e controllata
Tutela dell'ambiente (inquinamento, sfruttamento risorse...)
Si risparmia
Il benessere degli animali
Gusto organolettico (recupero del gusto originario...)

Perché diventare crudista?

Lo so, stai leggendo un libro di ricette e io ti invito a diventare crudista... sembra un controsenso?

No, tutt'altro!

Alcune ricette (come i frullati) sono perfettamente "crudiste", come avrai notato.
Inoltre, come ti ho già anticipato, non ho inserito macedonie e insalate, che costituiscono più dell'80% della mia alimentazione.
Infatti, io punto a diventare crudista al 100%: questo è il mio obbiettivo.

Ma allora perché questo libro di ricette?

È una questione di "avvicinamento". Non si può diventare crudisti (o vegani o vegetariani o fruttariani...) da un giorno all'altro.

Non si tratta solo di abituare il corpo, ma soprattutto la mente. Ci deve essere una lenta presa di coscienza...

Concentrati sulle ricette che ti ho presentato e tra qualche mese potrai avvicinarti al crudismo con maggior convinzione (sempre che tu sia interessata/o).

Ti riporto un estratto dal mio libro "<u>Mangiare crudo</u>".

NUDO E CRUDO

COME PASSARE DA UNA DIETA TRADIZIONALE A UNA DIETA CRUDISTA

Vuoi raggiungere il peso forma senza dover sottostare a una dieta ipo-calorica?

La dieta crudista permette molto più che un semplice dimagrimento. Andiamo ad analizzare il perché.

Chi pensa che il significato di crudismo sia strettamente limitato a dimagrimento e salute sbaglia, benché chi lo pratichi non abbia né problemi di grasso né di salute.

Il crudismo, fintanto che incentrato principalmente su frutta fresca, permette sì una silhouette da invidiare, ma anche un perfetto stato di salute per mente e corpo che in pochi conoscono e hanno sperimentato, per di più raggiungibile con pochi sforzi.

La mia concezione di dieta crudista, che prevede la totale assenza di cibi animali (ed è spesso indicata a livello internazionale come raw-vegan), apporta numerosi benefici in termini di salute così come di appagamento gustativo.

Al giorno d'oggi la cottura, specialmente nel caso di carni e farinacei, risulta la causa principale per la quale l'uomo fatica a preservare la sua salute in modo duraturo.

Oggi stiamo ormai assistendo alla diffusione del raw food, o cibo crudista, persino nel nostro paese, in parte per merito di internet che consente di informarsi su qualunque argomento.

Esperimenti sugli animali ed evidenti conclusioni   Una cosa che amo molto fare è osservare. Osservo la natura e ragiono. Osservo gli animali selvatici e mi chiedo perché non abbiano malattie. Possiamo affermare che gli animali liberi di vagare nella natura, selvaggi e selvatici, non si ammalano mai: ma perché?

Diversi studiosi tra hanno testato come gli animali reagiscono a regimi composti da cibi cotti e non.
I risultati sono pazzeschi!

Per quanto mi riguarda gli esiti di questi esperimenti non costituiscono un vero e proprio mistero, ma una conferma: la dieta cotta causò negli animali ad essa sottoposti evidenti peggioramenti corporei, assieme alla comparsa di malattie di solito assenti quali tumori, problemi cardiaci, disturbi gengivali, carie, ulcere, affezioni polmonari e disfunzioni renali. **Se gli stessi animali fossero stati alimentati esclusivamente a crudo, per natura non avrebbero contratto questi disturbi.**

Purtroppo, come spesso accade, le cavie hanno sofferto e questo mi rattrista, ma almeno adesso sappiamo la verità. Ma ciò che preoccupa maggiormente infatti è che non sono solo gli animali sottoposti a tali diete a soffrirne le conseguenze, bensì le stesse verranno trasmesse anche ai loro successori, anche se di questi ultimi, fortunatamente, è stato possibile guarire pressoché completamente le problematiche fisiche attraverso una dieta cruda. Nonostante ciò, solo dopo qualche generazione è stato possibile il riacquisto di una salute totale.

Tuttavia rincuora il fatto che, sebbene l'attuale generazione non avrà modo di vivere nel pieno del benessere per due secoli, con l'adozione di una dieta cruda potrà in ogni caso migliorare la vita in modo significativo. **Importante è che i genitori insegnino ai propri figli, attraverso il loro stesso esempio, come alimentarsi**

al meglio.

Ora è facile obbiettare che uomo e animale sono diversi e che non è possibile assimilare certi esperimenti… però a mio avviso è evidente che il cibo cotto non convince del tutto.

La digestione di alimenti sottoposti a cottura si conclude dopo diverse ore e grazie a un ingente dispendio di energie, inoltre il loro lento transito nei nostri organi digestivi talvolta causa putrefazioni.

Al contrario, la digestione di alimenti crudi è decisamente più veloce e questo fenomeno, specialmente tipico della frutta, evita di danneggiare il nostro corpo o sottoporlo a sforzi eccessivi. Se tutto ciò non bastasse, la frutta e la verdura crude vengono masticate di più a causa della loro maggiore compattezza, comportando una facilitazione della digestione così come il massaggio delle gengive, che previene parodontopatie o denti cariati.

La dieta crudista: paleobotanica-nostri giorni

Attraverso un'analisi approfondita della paleobotanica e dottrine affini, è possibile una migliore comprensione dei motivi per i quali i nostri antenati sono arrivati a rivoluzionare la loro dieta. Pochi ci fanno caso, ma in effetti la dieta attualmente è un componente fondamentale delle abitudini di molte persone. Dato che lunghi excursus potrebbero risultarti noiosi, ho intenzione di esporti giusto qualche concetto fondamentale della dieta crudista.

I maestosi fenomeni naturali per i quali l'uomo primitivo decise di modificare la sua alimentazione, risalgono a un periodo compreso tra 200 e 120 migliaia di anni fa, benché alcuni parlino di decine di migliaia di anni. Trovo abbastanza divertente e collegato a un'assenza di informazione il fatto che secondo alcuni l'umanità, vantando una storia culinaria pari a "più" di cinquemila anni, abbia avuto per questo un'evoluzione.

L'anatomia e la fisiologia dell'uomo non sono predisposte ad un'alimentazione granivora o carnivora, da qui la necessità di cuocere cereali così come cibi animali affinché diventino edibili e assimilabili.

Mi preme ricordare che gli uomini primitivi delle epoche più remote cambiarono abitudini alimentari perché non avevano alternative. Solo grazie a questo provvisorio cambiamento furono in grado di garantirsi la sopravvivenza, seppur a scapito in parte della loro salute.

Le generazioni moderne si possono considerare fortunate, in quanto nella condizione di poter decidere a proprio avviso cosa mangiare e quindi determinare la propria malattia, salute o vita centenaria. Non si tratta di affermazioni campate in aria, bensì della reale situazione di cui io stesso insieme a molti altri sperimentatori facciamo da testimoni: i vegani-crudisti godono di un livello di salute, sia mentale che corporea, estremamente alto, un "sentirsi bene" generale che i "tradizionalisti" non riescono ancora a concepire in quanto non hanno mai sperimentato.

Ma cosa succedeva quando l'uomo era "appena nato"?

La dieta crudista tanti anni fa

A quando risalgono le origini della dieta crudista?

Torniamo un po' indietro... Apparentemente il crudismo è nato contemporaneamente alla specie umana, ed è sopravvissuto fino ad ora arricchendosi man mano grazie a studi effettuati da vari scienziati; tuttavia le conoscenze nel campo sono ancora piuttosto limitate.

E se l'uomo potesse, evitando qualsiasi farmaco, vivere per più di 100 anni nel pieno della sua forma fisica e psicologia?

I soggetti meno contenti probabilmente sarebbero i farmacisti, che assisterebbero ad un calo di vendite... ^__^

L'uomo di oggi, sebbene bio-chimicamente e fisiologicamente evoluto, deriva dal suo predecessore primitivo di natura frugivora e crudista; ciò significa che in origine la specie umana si alimentava di verdura, semi, frutta fresca o secca, alimenti che la terra metteva a disposizione.

Come sostengono molti studiosi, per i nostri antenati il fuoco era un mezzo per affrontare il freddo, scacciare i nemici e, raramente, per cucinare alimenti.

Attenzione, si sta facendo riferimento a nostri antenati nel pieno della loro salute e con una prospettiva di più di 100 anni di vita, escludendo i primitivi più evoluti la cui aspettativa di vita, secondo le nostre nozioni scolastiche, non superava i 30 anni.

Un errore comune è quello di generalizzare su aspettativa e tenore di vita senza considerare che ogni periodo storico presentava grandi differenze a riguardo.

Ti sei mai chiesto come mai la dieta moderna sia principalmente cotta?

La spiegazione di questa nostra abitudine, che in pochi non hanno adottato, dev'essere ricercata guardando ad un passato decisamente remoto.

La paleontropologia degli ultimi tempi ci permette di capire le ragioni per le quali oggi ci alimentiamo, e in generale viviamo, in modo completamente diverso rispetto ai predecessori della nostra specie.

Come tutti sanno il nostro pianeta nel corso della storia ha subito vari fenomeni naturali tra cui glaciazioni e attività vulcaniche intense, comportando la comparsa nell'uomo di nuove esigenze come cucinare gli alimenti per conservarli piuttosto che per poterli consumare.

Come conseguenza di tali fenomeni naturali, alcuni cibi di cui l'uomo si nutriva come frutti e verdure scomparvero temporaneamente da determinate aree, cosicché l'uomo si trovò costretto ad alimentarsi in modo alternativo per la sua sopravvivenza: da qui la nascita di nuove attività come caccia, agricoltura e anche cucina nel caso di cibi non edibili da crudi.

Al giorno d'oggi la cottura, specialmente nel caso di carni e farinacei, risulta la causa principale per la quale l'uomo fatica a preservare la sua salute in modo duraturo.

Ogni affezione della nostra specie è il risultato di una dieta sbagliata, sebbene la gente comune vorrebbe circostanze esterne come cause.

Interessante sarebbe conoscere tali circostanze esterne, data l'assenza di affermazioni certe circa la ragione per cui queste affezioni si manifestino; non meno interessante risulta il fatto che non vi siano tuttora cure definitive, benché la medicina attuale sia molto avanzata.

Ma quando, volontariamente o involontariamente, una persona decide di sperimentare la dieta vegana, crudista o persino fruttariana, per assurdo realizza di quanto sia inaspettatamente facile e conveniente garantirsi un'ottima salute.

Questo era, come ti ho già accennato, un estratto dal mio libro "Mangiare crudo".

Cosa eliminare assolutamente da qualsiasi dieta?

Il cibo spazzatura!

I "cibi spazzatura" o Junk Food, sono prodotti di bassa qualità, ricchi di conservanti, coloranti e sostanze chimiche: merendine, snack, cibo da fast food, bibite gassate, caramelle e dolciastri vari.

Elimina queste schifezze e camperai molto di più!

Spesso il loro smercio passa per grosse multinazionali e queste ultime si avvalgono di astute strategie di marketing e comunicazione.

Elimina il cibo spazzatura e comincerai subito a perdere peso!

Ecco, allora, una singolare classifica (dal meno nocivo al più nocivo) di alimenti appartenenti a questa nefasta categoria. Così, d'ora in poi, quando deciderete di farvi male, saprete a cosa state andando incontro.

#10 Gelato Confezionato

Spesso nei prodotti confezionati al suo interno si possono trovare grassi transgenici, coloranti, sapori artificiali e moltissime neurotossine che sono note sostanze chimiche dannose per il nostro sistema nervoso.

#9 Pop Corn

Per via delle tante calorie e della grande quantità di grassi saturi. Non va sottovalutato poi il rischio di imbattersi in mais geneticamente modificato.

#8 Pizza Surgelata

La farina bianca commerciale è veramente dannosa. Equiparabile allo zucchero, può portavi a far ingrassare velocemente!

#7 Patatine fritte

Contengono elevate quantità di grassi e molto spesso vengono cucinate in olii strautilizzati; sono anche portatrici di uno dei più potenti agenti cancerogeni: l'acrilamide.

#6 Patatine in busta

L'acrilamide presente è in percentuale nettamente maggiore.

#5 Salumi e Insaccati

Il consumo quotidiano di salumi, come la pancetta, può aumentare il rischio di malattie cardiache quasi del 50% e il diabete quasi del 20%. Inoltre crea disfunzioni polmonari.

#4 Wurstel

Un consumo eccessivo di Wurstel o Hot Dog aumenta il rischio del tumore al pancreas di circa il 68%.

#3 Cornetti e dolci da forno fritti

Occhio a cosa mangi per colazione! I grassi contenuti, in questi prodotti, essendo idrogenati, sono estremamente nocivi e causano malattie collegate a cuore e cervello.

#2 Bibite analcoliche gassate

Una lattina da 33cl di queste bevande (Sprite, Coca-Cola...) contiene circa 8 cucchiai di zucchero, 150 calorie, in media quasi

60 mg di caffeina (oltre ai soliti coloranti alimentari artificiali e solfiti). Ma c'è di peggio: creano acidità! E non è finita: più bevi questa "merda", più richi di ammalarti o soffrire di osteoporosi, obesità, carie e malattie cardiache.

Domanda: cosa darai da bere alla prossima festa di tuo figlio? Una brocca di acqua gratuita o litri di spazzatura liquida?

A te la scelta...

#1 Bibite analcoliche gassate "dietetiche"

A peggiorare la situazione, rispetto alle precedenti, ci pensa l'aspartame. Sembrerebbe, infatti, che Mr Aspartame sia legato alle seguenti condizioni di salute: attacchi di ansia, cecità, tumori cerebrali, dolore toracico, depressione, vertigini, epilessia, fatica, mal di testa, emicranie, perdita di udito, palpitazioni cardiache, iperattività, insonnia, dolori artificiali, difficoltà di apprendimento, sindrome premestruale, crampi muscolari, problemi riproduttivi e morbo di Lou Gehrig.

Congratulazioni: *chapeau*!

Conclusioni

Adesso sta a te cominciare da queste facili e brevi ricette!
Passa all'azione!
Hai tutto ciò che ti serve: impara a memoria queste ricette
preparandole!

Sono davvero poche, soltanto 10, e almeno la metà di esse è
facilmente riproducibile.
Stai per terminare la lettura, ma non lasciare che finisca qui: metti
in pratica quanto hai letto!

Ho scelto per te delle ricette complete e molto nutrienti: ma
soprattutto sane, salutari, antiossidanti... credimi: siamo quello
che mangiamo.

Come avrai notato, ho scritto più parole per spiegarti i benefici
dei vari ingredienti rispetto alle poche parole necessarie per le
ricette.

Perché?

Perché è estremamente importante sapere cosa mangiamo:

noi e i nostri figli!

Non mangiare a caso, senza sapere cosa stai mangiando.

Pensa a quello che mangi, pensa a quello che leggi, pensa a quello che fai: AMATI!

Adesso, se ti ami, torna alla prima pagina e inizia dalla prima ricetta.

Controlla gli ingredienti, li hai già in casa?

Allora fai così.

Metti il tuo kindle in tasca e esci a fare la spesa (a piedi!).

Torna a casa e agisci: preparati un succo o una zuppa o... qualsiasi cosa tu abbia scelto tra le ricette che ti ho proposto.

Quando le avrai imparate tutte a memoria, sarai pronta (o pronto) allo step successivo, ma intanto dedicati a questo poche e sanissime ricette!

Non aspettare, agisci.

Cambia la tua vita, a partire da ciò che mangi.

In fondo noi... "**siamo quel che mangiamo**".

P.L. Pellegrino

PS: vuoi leggere altri libri che ho scritto per Kindle? Ecco il link:

http://bit.ly/KindlePellegrino

ME LO FAI UN FAVORE? ^__^

Questo EBOOK ti è piaciuto? Lasciami una recensione!

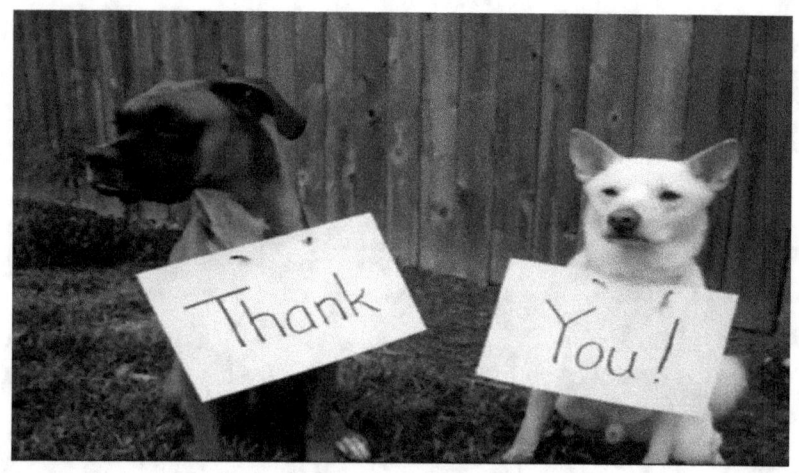

<u>Vuoi leggere altri libri come questo GRATIS?</u>
Iscriviti alla mia newsletter: <u>bit.ly/miglioralatuavita</u>
Saprai per primo se ci sono **promozioni** (spesso gratuite!) dei
miei libri bestseller e nuove uscite!
Grazie e...a rileggermi! :-)